CONTRIBUTION A L'ÉTUDE

DU

POLYADÉNOME

OU

ÉPITHÉLIOME INTRA-GLANDULAIRE

PAR

Georges ALLAIRE

DOCTEUR EN MÉDECINE DE LA FACULTÉ DE PARIS
ANCIEN INTERNE DES HOPITAUX DE NANTES
MEMBRE DE LA SOCIÉTÉ ANATOMO-PATHOLOGIQUE
DE LA LOIRE-INFÉRIEURE

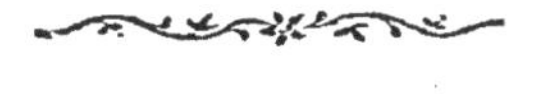

PARIS
OLLIER-HENRY, LIBRAIRE-ÉDITEUR
11, 13, RUE DE L'ÉCOLE-DE-MÉDECINE, 11, 13

1891

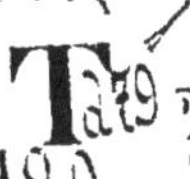

CONTRIBUTION A L'ÉTUDE

DU

POLYADÉNOME

OU

ÉPITHÉLIOME INTRA-GLANDULAIRE

PAR

Georges ALLAIRE

DOCTEUR EN MÉDECINE DE LA FACULTÉ DE PARIS
ANCIEN INTERNE DES HOPITAUX DE NANTES
MEMBRE DE LA SOCIÉTÉ ANATOMO-PATHOLOGIQUE
DE LA LOIRE-INFÉRIEURE

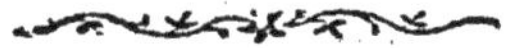

PARIS
OLLIER-HENRY, LIBRAIRE-ÉDITEUR
11, 13, RUE DE L'ÉCOLE-DE-MÉDE[illegible] 13

1891

A LA MÉMOIRE DE MON PÈRE ET DE MA MÈRE

A MON FRÈRE

A MA FAMILLE

A MES AMIS

A MON EXCELLENT MAÎTRE

MONSIEUR LE DOCTEUR ALBERT MALHERBE

Professeur d'anatomie pathologique à l'école de médecine de Nantes.
Chirurgien des hôpitaux.

A MES MAÎTRES

MESSIEURS LES PROFESSEURS DE L'ÉCOLE
DE MÉDECINE DE PLEIN EXERCICE DE NANTES

MESSIEURS LES MÉDECINS ET CHIRURGIENS
DES HOPITAUX

A MON PRÉSIDENT DE THÈSE

MONSIEUR LE DOCTEUR LE DENTU

Professeur de clinique chirurgicale
Membre de l'Académie de médecine
Chevalier de la Légion d'honneur

CONTRIBUTION A L'ÉTUDE

DU POLYADÉNOME

Ou Épithéliome intra-glandulaire

AVANT-PROPOS

Nous avons puisé dans la collection des tumeurs du laboratoire de Nantes les éléments de notre thèse inaugurale.

Notre maître, M. le professeur A. Malherbe, avait déjà attiré notre attention sur des tumeurs épithéliales qui semblaient répondre au polyadénome de Broca.

Ces cas fort peu nombreux dans la collection, présentaient un certain intérêt, c'est leur étude que nous avons entreprise. Nous avions songé tout d'abord à grouper autour d'eux la plupart des observations d'épithéliomes intra-glandulaires que l'on avait déjà étudiés ; mais il est fort difficile de se faire une idée exacte sur une tumeur qu'on n'a pas eue entre les mains, et nous avons dû renoncer à notre entreprise.

Nous nous bornerons à étudier les cas que nous possédons.

Le plan que nous avons suivi est très simple. Après un

rapide historique nous étudierons l'évolution des épithéliomes ordinaires.

Le néoplasme est d'abord intra-glandulaire, il rompt bientôt la membrane d'enveloppe de l'acinus et revêt alors les caractères de la malignité. Le polyadénome n'est pas autre chose qu'un arrêt dans l'évolution de l'épithéliome, alors que celui-ci n'a pas encore dépassé la membrane d'enveloppe.

Nous donnerons à ces tumeurs le nom d'épithéliome intra-glandulaire qui fait immédiatement connaître leur nature et leur caractère principal.

Nous serons bref sur les symptômes, le diagnostic et le traitement.

Nous avons eu pour nous guider dans ce travail les conseils de notre excellent maître, le Dr A. Malherbe, et nous profitons de cette occasion pour lui témoigner toute notre gratitude.

Qu'il nous soit permis aussi d'exprimer à M. le professeur Le Dentu tous nos remerciements pour l'honneur qu'il nous a fait de présider notre thèse.

Nous devons à notre ami, S. Bonjour, la planche qui se trouve à la fin de ce travail. Histologiste distingué et graveur habile, il a su reproduire sur la pierre une image fidèle de la coupe que nous lui avions confiée.

CHAPITRE PREMIER

CONSIDÉRATIONS GÉNÉRALES SUR L'ÉPITHÉLIOME INTRA-GLANDULAIRE.

En 1851 Broca (1), donne le nom d'adénome à des tumeurs formées par des éléments analogues à ceux de l'organisme et régulièrement agencés de façon à former un tissu déterminé qui rappelle certains tissus normaux.

C'est là ce qu'il appelle des tumeurs homœomorphes homologues.

L'adénome et le polyadénome font partie de cette classe de tumeurs. Toutefois ce n'est point une hypertrophie régulière qui les forme, mais une hypertrophie élémentaire; ce qui veut dire qu'elle porte seulement sur certains éléments.

Lorsque cette hypertrophie élémentaire ou partielle (comme l'appelle Lebert (2), porte sur une seule glande, on a l'adénome, lorsqu'elle porte sur plusieurs on a le polyadénome.

Voici d'ailleurs la définition du polyadénome qu'on trouve dans le *Traité des tumeurs* de Broca (3).

« Les polyadénomes sont des tumeurs constituées par l'hy-« pertrophie simultanée d'un grand nombre de petites glan-

1. Art. *Adénome* du *Dictionn. encyclopédique des sciences médicale* 1865), 1 vol., page 727.

2. *Traité des affections cancéreuses*, 1851, p. 371.

3. *Traité des tumeurs*, 1869, t. II, page 500.

« des de même nature très rapprochées les unes des autres. »

Le polyadénome est donc toujours une hypertrophie glandulaire d'après Broca.

Tout d'abord l'épithélium ressemble beaucoup à l'épithélium de la glande, puis il s'écarte peu à peu du type normal.

Le pronostic est le plus souvent bénin, pourtant M. Broca (1) cite des cas de récidive, ce qu'il explique par l'influence d'une diathèse.

Dans le polyadénome on voit souvent la récidive par continuation lorsque l'opération est faite tardivement et que le polyadénome s'est propagé au delà de ses premières limites.

Il divise ces tumeurs en circonscrites et diffuses, et dit en parlant de ces dernières (2) :

« Les polyadénomes diffus sont disposés à se propager, à « s'ulcérer, à récidiver et à se comporter comme des can- « croïdes, ces accidents sont le résultat de leur transforma- « tion en épithéliome. »

Il fait remarquer que le polyadénome n'a pas de limites rigoureuses, c'est déjà une différence avec l'adénome, puis il trouve les éléments qui le composent moins homologues, ce qui fait qu'on observe à sa suite des accidents de malignité.

Ainsi on voit l'épithélium accumulé dans les tubes glandulaires produire des ruptures et s'infiltrer dans le tissu conjonctif environnant. Cette infiltration est d'après lui (3) la caractéristique de l'épithéliome.

1. Art. *Adénome* du *Dict. encycl. des sciences médicales*, page 727.

2. *Traité des tumeurs*, 1869, t. II, page 500.

3. Art. *Adénome* du *Dict. encycl. des sciences médicales*, 1. vol. page 727.

Cette complication est très rare pour l'adénome.

Ainsi, pour M. Broca, il y a deux raisons qui l'empêchent de considérer l'adénome et le polyadénome comme absolument semblables : la récidive, le pronostic.

Cependant il les distingue nettement des tumeurs homœomorphes hétérologues formées de tissus semblables à ceux de l'organisme, mais ne reproduisant aucun organe normal.

C'est à cette espèce que M. Robin (1), en 1854, a donné le nom de tissu hétéradénique, puis qu'il a appelé hétéradénome.

Broca les décrit sous le nom du pseudadénome.

En l'année 1854, M. le professeur Verneuil (2), en faisant une étude approfondie des glandes sudoripares a été conduit à étudier les tumeurs de ces glandes et surtout le polyadénome.

Il admet trois sortes d'hypertrophie dans la glande.

La première, qu'il nomme hypertrophie kystique, consiste dans la dilatation des tubes avec production de liquide dans leur cavité.

La deuxième, hypertrophie générale dans laquelle on constate l'augmentation du calibre des tubes et la formation d'éléments glandulaires nouveaux avec production concomitante très abondante de l'épithélium intérieur.

La troisième est une hypertrophie avec mélange ou infiltration de cellules d'épiderme cutané.

M. le professeur Verneuil établit une différence bien marquée entre l'hypertrophie kystique et l'hypertrophie générale.

1. *Mém. soc. de biol.*, 2e sér., tome I, page 209 ; 1854.

2. *Mém. sur quelq. mal. des gl. sud. Arch. gén. de méd.*, 1854, 10e, série, t. IV, pages 447 et 693.

Dans la première, il y a exagération de la trame et peu de productions épithéliales; dans l'autre, au contraire, il n'y a pas épaississement de la paroi et production exagérée de l'épithélium.

Nous trouvons dans ce même travail une étude fort remarquable sur l'évolution de la tumeur dans la glande. Robin l'avait déjà soupçonnée. Le tube d'abord se dilate, puis il se forme des bosselures, l'épithélium prolifère et les remplit, souvent aussi on trouve des dilatations kystiques. Dans l'observation V, on voit que la membrane d'enveloppe était probablement intacte.

Dans l'observation VI qui est un exemple de troisième genre d'hypertrophie, M. le professeur Verneuil signale des globes épidermiques dans l'intérieur de tubes encore peu altérés, c'est donc là qu'ils se développaient.

Robin en 1852 donne dans la *Gazette des Hôpitaux* une opinion nouvelle sur le développement des tumeurs glandulaires. Il admet que l'épithélium après s'être entassé dans la glande peut rompre la membrane d'enveloppe et donner lieu aux tumeurs les plus graves.

M. Verneuil reprend cette idée et la développe dans toute une série du publications.

Malgré ces travaux et beaucoup d'autres, on admettait généralement à cette époque les idées de Virchow sur l'origine des tumeurs et on mettait le point de départ dans le tissu conjonctif.

De savants histologistes, MM. Cornil (1) et Ranvier, propa-

1. Cornil et Ranvier. *Manuel d'histologie pathologique* (1881), t. I, page 201.

gèrent ces opinions en France et firent du carcinome du sein une tumeur d'origine conjonctive.

MM. Rindfleisch (1) et Malassez (2) établirent nettement l'existence d'un carcinome d'origine épithéliale.

Mais on ne devrait pas s'arrêter là. Du moment où Waldeyer 1867, et 1872, affirma que l'épithélium naît toujours d'un épithélium préexistant, un horizon nouveau s'ouvrit aux histologistes; c'est qu'en effet toute une série de déductions devait découler de ce principe.

Lucke et Langhaus soutiennent ces mêmes idées et Waldeyer compte bientôt de nombreux partisans.

Lancereaux (3) écrit dans son *Traité d'anatomie pathologique* :

« Les tumeurs ou végétations épithéliales prennent tou-
« jours naissance au sein ou dans le voisinage immédiat
« d'un tissu épithélial; lorsqu'elles se rencontrent dans d'au-
« tres tissus, les tissus musculaires, osseux, ganglionnaires,
« ce n'est jamais que comme tumeurs secondaires. Ce fait
« que tendent à démontrer les recherches de Waldeyer et de
« quelques autres observateurs est entièremeut conforme à
« notre observation et considéré par nous depuis longtemps
« comme ayant force de loi. »

C'est dans le même sens que s'exprime M. Bard (4) dans les *Archives de physiologie normale et pathologique* :

1. *Traité d'hist. path.*, 1888, page 189, trad. Fr. Cross.

2. *Sur un cas de cancer encéphaloïde du poumon* (*Arch. phys.*) Charcot, 1876, page 354.

3. *Traité d'an. path.*, 1889, tome I, page 414.

4. *Archives de physiologie normale et pathologique*, année 1885, page 400.

« Pour le tissu épithélial comme pour tous les autres tis-
« sus de l'organisme, les tumeurs véritables ont un carac-
« tère spécifique absolu ; elles tirent leur origine d'une cel-
« lule unique ou d'un groupe cellulaire de même type de
« l'organisme normal.

« Je le répète encore une fois ici, cette spécificité des types
« cellulaires est beaucoup plus étroite que ne l'avaient sup-
« posé Remack, Rindfleirsh, His et même Thiersch. Ce n'est
« pas la spécificité de trois feuillets de l'embryon qui est en
« jeu, ce n'est pas même la loi embryologique de Thiersch
« pour l'anatomie normale que tout épithélium naît d'un épi-
« thélium, c'est une règle plus formelle et plus absolue,
« toute cellule épithéliale naît d'une cellule de même type
« qu'elle et les diverses variétés des cellules épithéliales ne
« se transforment pas plus les unes dans les autres que dans
« un type cellulaire plus éloigné, comme le serait par exem-
« ple une cellule nerveuse ou musculaire. »

Il détruit l'idée de l'hétéromorphisme et montre que la cellule pathologique comme la cellule normale peut s'arrêter dans son évolution. Pour lui la spécificité de la tumeur consiste dans la physiologie et dans l'évolution de la cellule tout entière.

La cellule a une vie propre particulière, c'est elle qui détermine la tumeur.

M. Bard, malgré ses idées sur la spécificité des tumeurs, admet cependant la transformation bien que rare des tumeurs bénignes en tumeurs malignes. Mais ce ne sont pas les cellules vieillies qui se transforment, ce sont les jeunes cellules qui s'arrêtent dans leur évolution, restent embryonnaires et donnent à la tumeur les caractères de la malignité.

Mais si la transformation des tumeurs les unes dans les autres est rare, pourquoi certaines tumeurs après être restées longtemps bénignes prennent-elles soudain un caractère de malignité ?

Nous trouvons l'explication dans l'évolution de la tumeur. M. Lancereaux (1) écrit à propos de l'épithéliome des glandes :

« L'épithélium contenu dans le tube enroulé de la glande « sudoripare se multiplie et s'hypertrophie, il remplit et di- « late d'une façon irrégulière ce tube dont la lumière est « obstruée et dont la paroi propre s'amincit et disparaît. »

On comprend dès lors que les accidents de malignité puissent apparaître le mal n'étant plus isolé de l'organisme.

L'évolution de l'épithéliome dans la glande est maintenant un fait connu.

Dès 1877, M. Deffaux (2) présente sous l'inspiration de M. Malassez une thèse où il décrit trois groupes différents d'épithéliome du rein.

Les deux premiers groupes nous intéressent.

En effet, il étudie d'abord sous le nom d'épithéliome typique des tumeurs dans lesquelles l'épithélium n'est pas altéré ou l'est fort peu.

Cette forme est caractérisée par des dilatations glandulaires.

Le deuxième groupe comprend des tumeurs dans lesquelles l'épithélium est altéré dans un ou plusieurs de ses carac-

1. *Traité d'anat. pathol.*, tome I, page 415.

2. Thèse de Paris, 1877. *Contribution à l'étude des tumeurs du sein d'origine épithéliale.*

tères normaux. La membrane propre persiste et par conséquent la disposition glandulaire est respectée.

Dans le troisième groupe enfin, outre les altérations de l'épithélium, la disposition glandulaire a disparu et les masses épithéliales sont libres au milieu du tissu conjonctif, c'est le vrai carcinome.

Au point de vue du pronostic, M. Deffaux regarde le premier groupe comme comprenant des tumeurs bénignes.

Le second groupe renferme des tumeurs à pronostic variable.

M. Rigaud (1) dans sa thèse sur l'épithéliome disséminé admet que le point de départ de l'épithéliome glandulaire qu'il appelle cancroïde folliculaire a lieu dans l'hypergenèse épithéliale des culs-de-sac des glandes.

Il l'étudie dans les glandes sébacées et dans les glandes sudoripares et regarde l'épithéliome tubulé de Cornil et Ranvier, le polyadénome de Broca, l'adénome de Verneuil et le cylindrome de Billroth, ainsi que les tumeurs hétéradéniques de Robin comme absolument identiques.

Ainsi l'épithéliome commence par l'intérieur de la glande, aussi a-t-on proposé le nom d'épithéliome intra-glandulaire à celui qui reste confiné dans la membrane d'enveloppe.

M. Darier (2) dans son excellente monographie de 1889 préfère le terme d'épithéliome adénoïde.

« On pourrait appliquer aux cas actuels, avec plus de raison, je crois, le terme d'épithéliome adénoïde, qui indi-

1. Thèse de Paris, 1878.

2. *Contribution à l'étude de l'épithéliome des glandes sudoripares* (*Arch. de physiologie expérimentale*, 1889, tome I, page 123).

« querait à la fois le genre auquel ces tumeurs appartiennent « et les particularités microscopiques sinon histologiques de « leur structure.

« Cette expression aurait l'avantage sur celle d'épithéliome « intra-glandulaire qui a été proposée de ne pas préjuger « la question du point de départ, laquelle peut rester douteuse « dans certains cas et d'être basée seulement sur la dispo- « sition générale des parties constituantes ».

Le nom donné à ces tumeurs importe peu d'ailleurs; ce qui importe c'est de différencier cette tumeur de l'adénome, de connaître son évolution, de l'envisager enfin comme elle doit l'être.

CHAPITRE II

DÉBUT DE L'ÉPITHÉLIOME. SON ÉVOLUTION DANS LES GLANDES.

L'épithéliome est toujours primitivement intra-glandulaire; mais il ne naît pas exclusivement dans les glandes.

Waldeyer avait démontré qu'il peut naître partout où existe déjà un épithélium, et dans ses premières recherches sur les épithéliomes de la peau il avait été frappé par l'aspect de certaines tumeurs épithéliales qui semblent faire suite au corps muqueux de Malpighi. Ce n'est que plus tard qu'il en observa dans les glandes sudoripares et généralement il vit en même temps que la prolifération des glandes sudoripares, une prolifération de bourgeons inter-papillaires.

MM. Cornil et Ranvier (1) donnent comme départ pour les épithéliomes de la peau quatre points : le corps muqueux de Malpighi, les follicules pileux, les glandes sébacées, les glandes sudoripares.

Ces auteurs regardent en général l'épithéliome qui part du corps muqueux de Malpighi comme le plus fréquent ; si cela est exact, on s'explique mal pourquoi l'épithéliome est plus rare dans les points où les glandes sont moins nombreuses.

1. *Manuel d'histologie pathologique*, tome I, page 313.

On sait par exemple que les glandes (1) muqueuses et folliculeuses de la langue sont situées en arrière du v. lingual et sur les parties latérales de la langue ; la partie médiane et antérieure en est presque complètement dépourvue.

Or, l'épithéliome fréquent dans cet organe débute généralement sur les parties latérales.

Enfin l'épithéliome est tellement rare dans les points où les glandes n'existent pas, qu'on a pu le mettre en doute.

Notre maître, M. le professeur Malherbe (2), écrit à ce propos :

« Il serait téméraire de repousser le développement de « l'épithéliome aux dépens du corps muqueux de Malpighi.

« Cependant, nous ne connaissons aucun fait d'épithé- « liome dans des points dépourvus de glandes. L'épithéliome « de la cornée est douteux ou tout au moins fort rare. »

On serait aussi tenté de regarder l'épithéliome comme très fréquent dans les glandes sudoripares en lisant les nombreuses observations relatives à ces tumeurs.

Cependant un point nous a frappé : c'est la rareté de l'épithéliome de la peau dans des endroits où abondent les glandes sudoripares. Sappey (3), signale un grand nombre de glandes sudoripares à la paume des mains et à la plante des pieds, tandis que les glandes sébacées font défaut en ces endroits. Or, on n'a vu que très rarement l'épithéliome en ce point. Ce fait avait déjà frappé M. Verneuil et Gambier (4),

1. *Traité d'an. descript.*, 1863, Cruveilhier, t. II, page 61.
2. *Recherches sur l'épithéliome calcifié des gl. sébacées*, 1882, page 30.
3. *Traité d'an. descript.* C. Sappey, 1887, t. III, pages 601 et 605.
4. Thèse de Paris, 1878.

dans sa thèse intitulée : *Contribution à l'étude des tumeurs d'origine sudoripare* (1878), fait remarquer que l'épithéliome des glandes sudoripares est rare à la paume des mains et à la plante des pieds. M. le professeur Verneuil ne cite qu'un cas qui existait à la paume de la main.

L'épithéliome qui débute par les glandes sébacées est peut-être plus fréquent qu'on ne l'avait cru. M. Darier montre que si le diagnostic entre l'épithéliome des glandes sébacées et l'épithéliome sudoripare est difficile en clinique, il l'est aussi au point de vue histologique. Il relève différentes erreurs de tumeurs diagnostiquées polyadénomes des glandes sudoripares et qui en réalité provenaient des glandes sébacées. Ces erreurs viennent de ce que l'épithéliome aussi bien dans les glandes sudoripares que dans les glandes sébacées peut affecter toutes les formes. Il peut être aussi bien lobulé que tubulé.

En outre, il faudrait pour le diagnostiquer sûrement, l'examiner lorsque la glande a conservé encore une physionomie suffisamment caractéristique.

Lebert, Furcher, Rindfleisch, ont fait jouer un grand rôle aux glandes sébacées dans le développement de l'épithéliome de la peau.

Notre maître M. le professeur Malherbe (1), après un grand nombre d'examens histologiques émet l'opinion suivante :

« Il y a donc lieu de croire que les glandes sébacées
« pour la peau et les glandes muqueuses pour les mem-

1. *Recherches sur l'épithéliome calcifié des glandes sébacées* (1882, page 30).

« branes muqueuses sont le point de départ le plus fréquent « de l'épithéliome. »

« Le corps de Malpighi et les glandes sudoripares ne sont, « croyons-nous, que très exceptionnellement le point de dé- « part d'un épithéliome primitif. »

Le développement de l'épithéliome suit d'ailleurs une marche toujours semblable qu'il débute dans les glandes sébacées, dans les glandes sudoripares, ou dans tout autre glande de l'organisme.

C'est de l'épithélium normal qui tapisse les culs-de-sac et les tubes excréteurs des glandes que naît l'épithélium patho-logique.

Sous quelle influence se fait cette transformation, nous l'ignorons encore.

Quoi qu'il en soit, l'histoire de cette cellule malade résume l'histoire de l'épithéliome tout entier.

Or, cette cellule pathologique diffère, d'après M. Bard, au point de vue physiologique suivant les différentes glandes de l'organisme dans lesquelles elle a pu prendre naissance.

Ainsi cette cellule nouvelle n'est pas d'une espèce différente ; c'est une variété de la cellule normale, elle diffère par ses mœurs, par sa façon d'être, par sa forme même, il est vrai.

Une fois cette cellule formée la tumeur est formée, car elle puise en elle-même la force qui fait l'accroissement de la tumeur.

Le tissu conjonctif et les globules blancs sortis des vaisseaux n'aident en rien à la formation du néoplasme. Bien plus, ils résistent souvent.

La membrane d'enveloppe de l'acinus ou plutôt le tissu

conjonctif qui l'entoure forme pour ainsi dire une barrière contre l'envahissement des cellules malades, et l'on peut voir aux premiers temps de l'évolution des acini remplis par les épithélium pathologiques, les culs-de sac sont irrégulièrement dilatés et cet épithélium est placé là sans aucun ordre.

Mais cette résistance de l'enveloppe conjonctive n'a qu'un temps et bientôt on la voit céder en un point, en plusieurs points.

Les cellules malades font irruption dans les espaces lymphatiques, elles se multiplient, elles poussent des prolongements dans le tissu sain, en le refoulant devant elles. Mais en aucun point on ne peut voir, soit des cellules conjonctives, soit des globules blancs servant d'intermédiaire entre le tissu sain et le tissu malade.

A partir du moment où la cellule épithéliale se trouve libre dans le tissu conjonctif sa vitalité semble s'accroître. Elle se trouve dans les conditions les plus favorables. Souvent cette cellule transportée, soit par les lymphatiques, soit par la gaine des vaisseaux sanguins, se greffe à des distances plus ou moins éloignées et forme en ces points des colonies nouvelles.

Dans ce cas encore cette cellule malade suffit à elle seule pour former une autre tumeur et les tissus environnants ne prennent aucune part à son développement.

On voit alors des tumeurs épithéliales secondaires dans des organes où il n'existe pas d'épithélium à l'état normal et les cellules de ces tumeurs sont identiques aux cellules de la tumeur qui leur a donné naissance.

Les cellules pathologiques ont encore la propriété de fabriquer des substances toxiques. On sait qu'une glande normale retire souvent du sang des principes nuisibles pour les éliminer.

Les conduits des glandes atteintes d'épithéliome sont souvent obstrués et ces principes nuisibles à l'économie s'ajoutent aux toxines secrétées par la cellule épithéliale.

Tant que la membrane d'enveloppe existe, il n'y a pas ou peu d'inconvénients; mais lorsque par le fait de l'évolution elle est détruite, ces produits se trouvent versés dans les espaces lymphatiques et sont bientôt emportés par les courants lymphatiques et sanguins dans l'économie tout entière.

Ces toxines sont fabriquées continuellement, il en résulte un empoisonnement lent qui amène chez le malade une cachexie particulière, la cachexie cancéreuse.

CHAPITRE III

DE L'ÉPITHÉLIOME INTRA-GLANDULAIRE.

Ainsi marche l'évolution de la cellule épithéliale. Heureusement cette évolution n'est pas toujours aussi rapide et parfois on voit la cellule se multiplier à l'intérieur de la glande sans détruire la membrane. On peut même voir le tissu conjonctif pousser des travées, se multiplier et étouffer en grande partie l'élément cellulaire.

Ce serait donc un tort de croire que tout épithéliome est forcément une tumeur maligne.

Depuis longtemps déjà on a prononcé le nom d'épithéliome bénin, et cette classe renferme elle-même quatre variétés.

L'E polymorphe, l'E perlé, l'E calcifié, l'E intra-glandulaire.

Cette bénignité apparente, souvent momentanée, mais réelle de ces tumeurs, tient peut-être à des causes multiples.

Elle tient tout d'abord à la manière d'évoluer de la cellule, à son activité proliférante, à sa vitalité en un mot.

C'est là d'ailleurs un fait bien connu et on sait que chez les vieillards la cellule épithéliale prend parfois une allure bénigne.

M. Mathieu (1) rapporte dans les *Archives générales de médecine*, 4 cas d'épithéliome de la face, qui bien que provenant des corps muqueux de Malpighi ont fait penser en clinique aux polyadénomes sudoripares.

Il est vrai que toutes ces observations ne sont pas concluantes. M. Feuardent (2) pense que pour deux d'entre elles il faudrait mettre le début dans les glandes sébacées.

Quand l'épithéliome commence par une glande, la membrane d'enveloppe peut former une barrière suffisante pour un temps plus ou moins long à l'envahissement du néoplasme.

Enfin le tissu conjonctif peut lui aussi arrêter l'évolution épithéliale.

Nous ne voulons ici envisager qu'une cause de bénignité dans l'évolution de l'épithéliome intra-glandulaire : la résistance qu'oppose parfois la membrane d'enveloppe.

Pourtant nous ferons observer en passant que la membrane d'enveloppe et le tissu conjonctif doivent prêter un heureux concours, surtout quand la cellule épithéliale a pris dès l'origine une allure bénigne.

Ainsi, il nous paraît fort probable que tous les épithéliomes calcifiés ont conservé la membrane d'enveloppe et sont des épithéliomes intra-glandulaires. Toutefois, comme on pourrait objecter que cette membrane n'est pas celle de la glande, mais bien une membrane adventive formée par irritation du tissu conjonctif, nous ne parlerons pas de ces

1. Quatre cas d'épithéliome, bénin *de la face*, par Albert Mathieu. (*Archives générales de médecine*, 1881, page 692).

2. *De l'épithéliome des glandes sébacées*, Feuardent, thèse de Paris, 1880.

intéressantes tumeurs dont la collection de Nantes s'enrichit de jour en jour.

Nous croyons cependant que l'enkystement des tumeurs épithéliales et la persistance de la membrane d'enveloppe des acini ont des rapports plus intimes qu'on ne le croirait tout d'abord.

Cette question que nous avons soulevée en passant ne peut être bien étudiée ici, elle n'entre pas directement dans le cadre que nous nous sommes tracé et nous en dirons seulement quelques mots.

On voit quelquefois s'enkyster des tumeurs bénignes, tels que lipomes, fibromes, certains sarcomes; cela est extrêmement rare dans les tumeurs épithéliales et jusqu'à présent on n'en a cité que bien peu d'exemples. On sait, en effet, que le propre des tumeurs malignes n'est point d'avoir des limites précises, mais bien au contraire de pousser des prolongements dans les tissus environnants.

En 1878, notre maître, M. le professeur Malherbe, fit l'examen histologique d'une petite tumeur de la nuque prise pour un sarcome et qui récidivait 6 mois plus tard. Nous donnons une étude rapide de cette tumeur et de la récidive.

Tumeur sous-cutanée du sommet de la tête (épithéliome lobulé) (1).

M. Heurtaux a enlevé à une femme de 30 ans une petite tumeur du volume d'une noix, qui occupait le sommet de la tête et était sous-cutanée, recouverte d'une peau saine.

1. *Bull. Soc. an. de Nantes* (pièce 94 de l'année 1878).

Le début de la tumeur remonte à deux ans et demi environ. Ses caractères cliniques avaient fait penser à un sarcome. L'opération fut suivie de guérison de la plaie sans incident notable.

Après macération dans l'alcool, son tissu est jaunâtre. Elle est enveloppée d'une membrane kystique assez nette. Elle contient un grand nombre de petites cavités kystiques grosses comme une tête d'épingle et au-dessous.

A la surface on voit les traces d'un kyste plus grand qui est vide. Le tissu est assez ferme et facile à couper. Les préparations se colorent très bien par le carmin et présentent les lésions types de l'épithéliome lobulé avec les globes épidermiques. Les parties ramollies et kystiques sont formées par des cellules en voie de dégénérescence ayant perdu leurs connexions entre elles. La dégénérescence de ces cellules est rarement graisseuse, la plupart sont très finement granuleuses et sont colorées à peu près comme la chair de saumon, tandis que les cellules bien vivantes du néoplasme sont colorées en rouge assez vif.

Au milieu des cellules en voie de dégénérescence existe un réseau de cellules allongées bien vivantes et par places de petits nids d'épithéliome. Ce fait présente surtout à remarquer cette disposition si rare dans l'épithéliome lobulé d'être sous-cutané, situé au-dessous d'une peau saine et parfaitement enkystée, deux conditions qui doivent être excessivement rares.

Il est probable que la tumeur s'étant développée dans une glande sébacée a pu s'accroître à la manière d'une loupe quant à la membrane extérieure et en dedans donner naissance au tissu cancroïde. Il est probable que si la tumeur n'avait pas été enlevée elle n'aurait pas tardé à percer son kyste, et à envahir la peau et les parties voisines à la manière du cancroïde ordinaire.

Récidive (1). — La tumeur actuelle survenue au bout de six mois est grosse comme une noisette. Elle n'est pas ulcérée, mais n'est plus recouverte que par une mince pellicule. Elle est jaunâtre parsemée de petits kystes gros comme une tête d'épingle ou au-dessous.

Son tissu n'est pas friable et les coupes sont assez faciles à faire. Elle n'est point enkystée comme la tumeur mère ; mais cependant elle est assez nettement séparée des tissus voisins. Elle s'est développée exactement dans la cicatrice de la tumeur précédente. Cela prouve que le pseudo-enkystement d'un épithéliome est loin de mettre complètement à l'abri de la récidive.

En étudiant les préparations, on voit sur les confins du tissu pathologique des glandes sébacées, des glandes sudoripares et des poils dont les cellules sont malades et envahies par l'épithéliome. Cet envahissement se montre par une prolifération et un gonflement des cellules préexistantes qui se colorent très vivement par le carmin. Les cellules du néoplasme forment de grandes traînées d'un aspect intermédiaire entre celui de l'épithéliome lobulé et celui de l'épithéliome tubulé. Il y a peu de globes épidermiques, mais une tendance à la transformation des cellules en granulations très fines et à leur séparation les unes des autres. Cette tendance est un souvenir, si l'on peut ainsi parler, de la tendance naturelle des cellules des glandes sébacées. Quoi qu'il en

1. *Bulletins de la Société anatomique de Nantes*, année 1879.

soit, on voit les cellules s'isoler les unes des autres et parfois le carmin se déposer sur les bords de deux cellules voisines, de sorte que quand ces cellules ont perdu leur noyau, la préparation ressemble un peu à du tissu conjonctif traité fortement par l'acide acétique; puis les cellules, au lieu de rester soudées en globes épidermiques, se désagrégent et tombent dans ces kystes à contenu granuleux, où elles ne tardent pas à se résoudre en liquide ou en granulations et à disparaître. Pendant que la cellule subit cette évolution, son noyau rouge devient de plus en plus petit et ne tarde pas à disparaître complètement. Les kystes dus au mécanisme que nous venons d'indiquer sont donc des kystes par régression analogues à ceux qui se forment dans le carcinome.

On voit par cette observation que le diagnostic fut confirmé par la récidive et qu'il s'agissait bien nettement d'un épithéliome lobulé enkysté.

Ces faits sont très rares et d'une explication fort délicate.

Si on suppose que cet épithéliome lobulé n'a pas de caractères particuliers on s'explique mal comment il a pu rester bénin aussi longtemps, comment une membrane adventive a pu se former et en quoi cette membrane adventive pouvait empêcher la généralisation et l'infection.

Aussi il nous paraît extrêmement probable que la plupart des épithéliomes enkystés ne sont pas autre chose que des épithéliomes intra-glandulaires dans lesquels la membrane de la glande s'est hypertrophiée et sert à la tumeur de membrane kystique.

Quoiqu'il en soit, les épithéliomes intra-glandulaires dont nous essayons ici de tracer les caractères ont été étudiés par les histologistes sous des noms très différents.

Broca les nomme polyadénomes.

Verneuil les étudie dans les glandes sudoripares et leur donne le nom d'adénome.

Darier propose le nom d'épithéliome adénoïde, etc.

Ces épithéliomes sont rares et la collection de Nantes qui renferme maintenant 757 épithéliomes n'en contient que quatre qui soient restés intra-glandulaires.

Le premier fut observé en 1879 par notre maître le professeur Malherbe (1).

Il fut étudié depuis par le Dr Chenantais (2) et se trouve cité au début de sa thèse sur l'épithéliome calcifié.

Voici cette observation :

OBSERVATION I

Epithéliome lobulé, limité aux glandes de Meibomius (3).

(Pièce n. 53 de l'année 1879).

Cette petite tumeur nous a été remise par le Dr Chenantais. Elle était située sur la paupière d'une petite fille âgée de 11 ans.

Elle présente un aspect muqueux, mamelonné et paraît excoriée. Elle est blanche (après ablation) et se durcit bien dans l'alcool.

Après durcissement on voit à la coupe un tissu blanc, mat,

1. *Recherches sur l'épithéliome calcifié des glandes sébacées*, 1882.
2. Thèse de Paris, 1881.
3. *Bulletins de la Société anatomique de Nantes.*

homogène, parsemé de points jaunes entourant de petites excavations. Les points jaunes rappellent à l'œil nu la couleur des glandes de Meibomius; en effet, le tissu conjonctif lâche qui sépare les culs-de-sac glandulaires les uns des autres est absolument normal.

La mince membrane limitante de la glande sébacée a donc été une barrière que le néoplasme n'avait pas encore pu franchir au moment où la tumeur a été enlevée.

La lésion des glandes sébacées est très remarquable surtout à cause de la netteté parfaite avec laquelle on peut suivre son développement.

Chacun se rappelle que les glandes de Meibomius sont formées d'un long conduit excréteur auquel sont appendus des grains glandulaires plus ou moins piriformes assez irréguliers quant à leur volume.

Qu'on suppose le canal excréteur dilaté de manière à former une ampoule et tous les grains glandulaires atteints de néoplasie épithéliomateuse s'arrêtant juste à la membrane limitante, et l'on aura une juste idée de la tumeur que nous étudions. Les cellules épithéliomateuses sont rangées d'abord régulièrement le long de la membrane, elles deviennent plus grosses et plus irrégulières vers le centre des culs-de-sac, enfin, au milieu on trouve des cellules épidermiques d'aspect vésiculeux très curieuses. Dans les points favorables des préparations on voit que ces cellules contiennent de nombreuses granulations colorables par le carmin (d'éléïdine). Nous considérons cette tumeur comme un épithéliome limité aux glandes de Meibomius. Dans la classification de M. Broca cette tumeur serait un polyadénome, mais avec MM. Cornil et Ranvier nous préférons classer ces tumeurs parmi les épithéliomes à cause de la déviation du type des cellules épithéliales. Le caractère le plus important du néoplasme que nous venons d'étudier, c'est la limitation si nette du tissu pathologique par la membrane glandulaire. »

Nous avons eu entre les mains trois coupes de cette tumeur, nous les avons étudiées avec le plus grand soin et nous avons été frappé nous aussi de cette limitation si nette du néoplasme à l'intérieur de la glande.

Nous donnons à la fin de ce travail un dessein fidèle de ces coupes.

Dans la planche 1, n° 1, on voit les culs-de-sac glandulaires séparés les uns des autres par le tissu conjonctif normal et cet aspect est le même partout.

Il n'existe pas d'endroit où l'épithélium malade pénètre dans le tissu cellulaire.

Dans la planche 1, n° 2, le grossissement est plus considérable et on voit l'épithélium rangé régulièrement le long de la membrane d'enveloppe, puis ces cellules deviennent plus volumineuses, s'altèrent dans leur forme et se placent sans aucun ordre.

OBSERVATION II

Epithéliome tubulé intraglandulaire à petites cellules du nez (1).

M. Heurtaux présente un petit épithéliome du nez gros comme une lentille qu'il a enlevé à une femme de 50 ans.

1. *Bulletin de la Société anatomique de Nantes* (Année 1886, page 7).

L'examen histologique montre qu'il s'agit d'un petit épithéliome intra-glandulaire représentant absolument la forme d'une glande sébacée.

Les cellules sont si petites qu'on ne peut les distinguer les unes des autres qu'avec un grossissement d'environ 300 diamètres (Oc. 1, obj. 8 Verick).

Morphologiquement ces amas répondent à l'épithélium tubulé à petites cellules. Ils ont la disposition glandulaire probablement parce qu'ils n'ont pas encore dépassé la membrane de la glande ou des glandes sébacées où le mal s'est développé (année 1886, pièce n° 177).

Nous avons examiné différentes coupes de cette tumeur et il nous a été facile de nous assurer que le corps muqueux de Malpighi n'était pour rien dans le développement de ce néoplasme. Ce n'est pas à dire que les cellules du corps muqueux soient absolument indemnes. Elles ont subi une légère hypertrophie, on sait d'ailleurs qu'il en est toujours ainsi dans le voisinage d'une cause d'irritation quelconque, mais il est impossible de trouver en aucun point des préparations des prolongements interpapillaires pénétrant dans le tissu conjonctif. Les glandes seules sont malades, elles abondent dans toutes les préparations et on peut voir autour des parties néoplasiques des glandes sébacées dont les cellules ont déjà subi un commencement d'altération.

OBSERVATION III

Epithéliome kystique de la paroi abdominale (1).

M. Heurtaux présente un petit kyste de la paroi abdominale qu'il a enlevé à un homme de 59 ans. La tumeur située un peu au-dessus du pli de l'aine était demi-transparente comme une vésicule. Elle avait la forme d'un mamelon de femme. Le début de cette production remontait à sept ou huit mois. M. Heurtaux enleva la tumeur avec sa base d'implantation. Pour pouvoir étudier ce néoplasme d'aspect assez insolite nous le plongeâmes immédiatement dans l'alcool à 90. Après durcissement on constate en fendant la tumeur qu'elle est divisée en deux parties par une cloison inégale recouverte de végétations en chou-fleur. Le liquide kystique coagulé par l'alcool forme une masse granuleuse homogène. Il nous parut évident que l'étude de la cloison végétante nous donnerait la clef du diagnostic de cette curieuse production. Effectivement l'examen histologique de coupes pratiquées à travers la cloison montre qu'il s'agit d'un épithéliome tubulé formé par des masses cellulaires très développées au milieu desquelles apparaît la trame sous forme de gros faisceaux de tissu fibreux adulte, tantôt coupés en travers et se présentant alors comme un cercle rouge, tantôt coupés en long et formant une cloison véritable. Les cellules épithéliales, sont disposées le long des travées dans un ordre régulier comme des cellules cylindriques ; mais elles ne tar-

1. *Bulletin de la Société anatomique de Nantes*, 1887.

dent pas à se gonfler, à devenir vésiculeuses et enfin sur les limites elles sont totalement dégénérées et prêtes à augmenter la substance muqueuse formant le contenu kystique.

Il n'y a nulle part de tendance épidermique. Le contenu kystique est granuleux et présente au microscope l'aspect que nous appelons mycélioïde, c'est-à-dire qu'au premier coup d'œil on croirait voir un champignon avec son mycélium. Des vaisseaux assez développés se trouvent dans les traînées fibreuses. Lorsqu'on suit la cloison au point où elle se réfléchit de chaque côté pour se confondre avec la membrane kystique, on constate que l'épithélium devient de moins en moins épais, de plus en plus aplati et dégénéré, il ne reste plus que deux ou trois assises de cellules plates, mais très larges, dont quelques-unes sont en voie de desquamation pour tomber dans la cavité kystique. Ces dernières sont très granuleuses et parfois creusées de nombreuses vacuoles. En résumé, il s'agit d'un épithéliome tubulé végétant kystique et probablement intra-glandulaire.

On peut se demander ici quelles sont les glandes qui ont servi de point de départ au néoplasme ? La tumeur a dû prendre naissance dans les glandes sudoripares ou dans les glandes sébacées, mais il est impossible de pencher plutôt pour l'une que pour l'autre de ces deux opinions.

OBSERVATION IV

Epithéliome tubulé de la peau (1).

(Année 1889, pièce 240).

M. A. Malherbe présente une petite tumeur située dans la peau de la poitrine un peu en dedans et au-dessus du sein droit.

Elle paraît s'être développée sur une production congénitale et avait grossi surtout depuis dix-huit mois. Il s'agit d'une femme âgée de 60 ans. Le volume de ce néoplasme atteint à peine celui d'une noisette. Il s'agit d'après examen microscopique d'un épithéliome pavimenteux tubulé à cellules très nettes. Il existe une trame muqueuse assez prononcée en certains points.

Cette petite tumeur datait de plusieurs années. Son évolution avait été très lente, mais elle était le siège de douleurs fort désagréables pour le malade. L'opération fut pratiquée après une anesthésie locale par la cocaïne, la guérison eut lieu par première intention et jusqu'à présent il n'y a pas eu de récidive.

Le diagnostic était tumeur bénigne, fibrome ou sarcome.

La tumeur est parfaitement limitée et sur quelques coupes conservées pour l'examen histologique on voit : que le tissu du néoplasme parfaitement colorable par le carmin dans la plus grande partie de sa masse est creusé d'un grand nombre de cavités absolument transparentes.

1. *Bull. de la Soc. anat. de Nantes*, 1889.

Ces cavités contiennent une sorte de tissu muqueux fibrillaire très délicat et de larges vaisseaux à parois extrêmement minces, l'ensemble de la préparation ressemble à une coupe d'os spongieux, les travées osseuses représentant le tissu propre de la tumeur et les espaces intermédullaires correspondant aux parties muqueuses et vasculaires du néoplasme.

Lorsqu'on examine le tissu propre on voit qu'il est constitué par des amas de cellules épithéliales métatypiques petites et disposées de façon à représenter un grand nombre de petits tubes glandulaires entrecroisés dans tous les sens. Sur les parties limites du tissu on voit très bien des bords festonnés qui semblent des fonds de culs-de-sac glandulaires.

Un grand nombre de petits espaces clairs, soit arrondis, soit allongés en forme de tubes et paraissant remplis d'une substance muqueuse, sont disposés au milieu du tissu épithélial et rappellent les cavités des culs-de-sac glandulaire.

En résumé, cette tumeur composée d'amas de cellules métatypiques disposés en forme de glandes, mais ne ressemblant exactement à aucune glande normale, paraît devoir être classée parmi les épithéliomes intra-glandulaires.

Dans quelle espèce de glande s'est-elle développée, est-ce dans une glande sébacée, dans une glande sudoripare ou dans un lobule abhérent de la glande mammaire? C'est ce que nous ne saurions décider.

Nous croyons toutefois que l'origine dans une glande sébacée doit être éliminée et nous pencherions vers l'une ou l'autre des deux autres hypothèses.

Nous voyons d'après ces observations que ces épithéliomes ont des caractères histologiques particuliers. D'abord ils affectent la forme glandulaire.

Les acini et les tubes de la glande sont remplis d'épithélium malades. L'altération est d'autant plus intense qu'on s'écarte davantage de la membrane d'enveloppe. Ainsi on voit tout d'abord les cellules épithéliales rangées assez régulièrement le long de la mince membrane d'enveloppe, puis peu à peu les cellules s'altèrent et se placent sans aucun ordre. Au centre elles sont hypertrophiées, elles deviennent vésiculeuses et subissent une sorte de dégénérescence. Elles tombent alors au centre des acini et contribuent à former des dilatations kystiques. On voit quelquefois aussi des cellules épidermiques.

L'altération des cellules épithéliales et l'intégrité de la membrane d'enveloppe sont les caractères distinctifs de ces néoplasmes.

CHAPITRE IV

SYMPTOMES ET DIAGNOSTIC.

Dans toutes ces tumeurs il y a un fait qui prime tous les autres : c'est l'intégrité de la mince membrane de la glande qui enveloppe les cellules pathologiques.

Par ailleurs, ces tumeurs ne diffèrent en rien des autres épithéliomes.

Ce simple fait leur donne, comme nous pouvions déjà le prévoir, une marche et des caractères tellement différents qu'il est absolument impossible de les confondre avec les épithéliomes ordinaires.

Pourtant ce serait un tort de considérer ces caractères comme immuables et ces tumeurs comme formant une classe à part qui garde forcément ses propriétés.

Nous nous sommes arrêtés sur l'évolution des cellules épithéliales justement pour bien faire ressortir que cet épithéliome intra-glandulaire n'était qu'un stade dans le développement de tout épithéliome qu'en un mot tout épithéliome qui débute par les glandes est forcément intra-glandulaire à la première période de son évolution.

Il s'ensuit que cette petite tumeur renferme en elle-même, malgré ses caractères de bénignité, les mêmes cellules que les épithéliomes les plus malins. Il ne faut pas cependant sur cette simple considération porter un pronostic trop défavorable.

L'épithéliome intraglandulaire est une tumeur en général très bénigne, elle évolue lentement et elle ne perfore que très rarement la membrane enveloppante.

Il serait difficile de décrire les symptômes de ces tumeurs si nous n'avions devant nous que les quatre cas que nous venons d'étudier. Heureusement il n'en est rien et la littérature médicale nous offre de nombreuses observations. Nous avons pris un peu partout et nous sommes arrivés à nous faire une opinion sinon certaine tout au moins probable sur l'évolution et les symptômes de ces tumeurs.

Nous les décrirons succinctement.

En général, elles sont petites, de la grosseur d'un pois, d'une noisette, d'un œuf et rarement plus volumineuses.

Elles peuvent siéger partout, dans n'importe quelles glandes de l'économie ; on les a vues le plus souvent dans les glandes de la peau.

Elles siègent souvent à la face.

Nous croyons que cette tumeur est plus fréquente dans les glandes sébacées que dans les glandes sudoripares. Ceci d'ailleurs n'a pas d'importance au point de vue des symptômes et du diagnostic.

Nous dirons immédiatement que le diagnostic entre l'épithéliome sudoripare et l'épithéliome sébacé est absolument impossible.

Ainsi M. Chandelux (1) donne les renseignements cliniques

1. *Des tubercules sous-cutanés douloureux. Arch. de physiologie*, t. XIV, 1882, fasc. 5 et pl. 14 (Cas B).

suivants pour un épithéliome intra-glandulaire des glandes sudoripares, qu'il désigne sous le nom d'épithéliome tubuleux.

« Tumeur de la grosseur d'un pois datant de 6 ans et sié-
« geant à l'avant-bras d'une femme de 43 ans, tumeur sous-
« cutanée n'adhérant à la peau que par un cordon du volume
« d'une épingle. »

M. Darier (1) relate un cas d'épithéliome sébacé diagnostiqué épithéliome des glandes sudoripares et qui s'était présenté en clinique avec les caractères suivants :

« Tumeur intradermique, mobile, non ulcérée, du volume
« d'une noisette, ayant débuté, il y a 7 ou 8 ans siégeant
« dans le sillon naso-genien chez une femme de 42 ans. L'ac-
« croissement avait été insensible, un peu plus rapide depuis
« 2 ans. »

Il ne faut donc point s'arrêter à chercher le point d'origine, cela n'aurait d'ailleurs que bien peu d'intérêt.

L'âge auquel apparaît cette tumeur est variable.

M. le professeur Verneuil dit que son adénome sudoripare apparaît surtout à la deuxième moitié de la vie.

Feuardent (2) fait la même remarque pour l'épithéliome des glandes sébacées.

Dans la plupart des observations que nous avons lues l'épithélione avait commencé après trente ans. Ce n'est cependant pas une règle fixe, et on peut voir que dans notre première observation la tumeur fut enlevée à une petite fille de 11 ans. Si on rangeait parmi ces tumeurs les

1. *Contribution à l'étude de l'E. des gl. sudoripares* (page 271).

2. Feuardent, thèse de Paris, 1889.

épithéliomes calcifiés on serait obligé de les regarder comme existant assez souvent dans le jeune âge. L'évolution est très lente. La douleur nulle ou à peu près nulle.

Le plus souvent c'est par hasard que le malade s'aperçoit d'un petit bouton qui grossit lentement, parfois s'arrête dans son évolution, mais peut augmenter à nouveau. La petite tumeur est insensible à la pression, elle peut gêner seulement par la place qu'elle occupe. Ainsi on vient le plus souvent consulter le médecin pour un bouton insignifiant placé sur la paupière, sur le nez, etc. Cette tumeur est adhérente à la peau qui d'ailleurs à sa surface est absolument normale. Si on place un doigt au-dessus d'elle on la fait très facilement glisser avec la peau sur les parties sous-jacentes.

Il n'y a en effet aucune adhérence avec le derme.

Les autres symptômes sont négatifs et de la plus grande importance. Ils découlent tout naturellement de ce que nous avons dit sur la façon d'être du néoplasme.

Il n'y a pas d'altération dans la santé générale, le mal est absolument localisé, cela était facile à prévoir, puisque la membrane d'enveloppe isole le mal de l'organisme. Il n'y a pas de ganglions lymphatiques engorgés pour la même raison.

La palpation dont nous n'avions pas voulu parler jusqu'à présent ne fournit que peu d'éléments pour le diagnostic. Puis, elle est fort difficile à faire en raison du petit volume habituel de la tumeur.

Il faut prendre cette petite tumeur entre deux doigts et la faire rouler en pressant plus ou moins. On peut encore si elle se trouve sur un plan résistant, essayer son élasticité en appuyant avec un doigt.

Le plus souvent on sent qu'elle résiste fortement, d'autres

fois on a une sorte de fluctuation peu nette, mais on devine qu'il y a des parties demi-liquides à son intérieur.

La forme n'a rien de fixe, la tumeur peut être bosselée ou régulière.

L'épithéliome intra-glandulaire a des tendances aux dégénérescences kystiques et parfois le médecin l'a prise pour un abcès, pour un kyste, et bien plus souvent pour un adénome.

CHAPITRE V

ADÉNOME ET ÉPITHÉLIOME INTRA-GLANDULAIRE.

Le diagnostic entre l'adénome et l'épithéliome intra-glandulaire est en général ou très facile ou très difficile. Il y a des adénomes qui affectent une forme et des caractères tellement particuliers qu'il est impossible de les confondre, il en est ainsi pour l'adénome du rectum, pour certains adénomes de l'utérus. Malheureusement à côté de ces cas types, il y a des formes intermédiaires qui se rapprochent de plus en plus par leurs caractères cliniques des épithéliomes intra-glandulaires.

C'est surtout dans les glandes de la peau que ces deux néoplasmes tendent à une similitude parfaite. Les mêmes symptômes leur conviennent et le diagnostic devient impossible.

On a bien fait remarquer que l'adénome existait souvent depuis le jeune âge, qu'il se voyait plutôt dans la première moitié de la vie et l'épithéliome intra-glandulaire dans la seconde moitié. Cela est vrai dans certains cas et cependant trop variable pour en tirer aucune conclusion.

C'est de cette impossibilité clinique qu'a dû naître la confusion entre l'adénome et le polyadénome.

C'est parce qu'on ne pouvait diagnostiquer cliniquement ces deux tumeurs qu'on a décrit sous le nom d'adénome des tumeurs épithéliomateuses et que Broca a fait du polyadénome une hypertrophie glandulaire.

Mais cette confusion, si elle continue en clinique, doit cesser d'exister en histologie.

Adénome et polyadénome répondent à deux classes de tumeurs absolument différentes.

« Les adénomes, disent MM. Cornil et Ranvier, sont pour « nous des tumeurs qui offrent la même structure que les « glandes. » On trouve dans ces tumeurs la paroi propre absolument normale.

Les cellules ne se sont pas écartées du type. Elles sont disposées régulièrement le long de la membrane d'enveloppe et subissent la même évolution que les cellules épithéliales des glandes saines.

Aussi est-ce avec raison qu'on a donné à ces tumeurs le nom d'épithéliome typique.

Le polyadénome répond à une toute autre classe de tumeurs, nous avons donné au début de ce travail la définition qu'on trouve dans le *Traité des tumeurs* de Broca.

Or, il ne faut plus l'envisager ainsi.

Des auteurs l'ont appelé épithéliome intra-glandulaire et c'est sous ce titre que nous l'avons étudié ; nous avons vu qu'il était une variété de la classe des épithéliomes bénins.

Les caractères sont nets et bien tranchés. La membrane d'enveloppe de la glande persiste ; on trouve généralement une première rangée de cellules épithéliales disposées régulièrement sur la paroi, puis ces cellules vont en s'altérant dans leur forme, leurs contours sont irréguliers, elles se placent sans ordre au centre, deviennent volumineuses et remplissent les culs-de-sac et les canaux excréteurs.

On a quelquefois décrit ces tumeurs sous le nom d'épithéliome atypique. Cette expression nous paraît mauvaise, elle ne répond pas à l'idée qu'on veut exprimer ; les cellules pathologiques ont subi un changement dans leur forme, dans leur aspect, elles sont une déviation du type des cellules normales, aussi nous préférons de beaucoup l'expression de métatypique. C'est donc armé du microscope qu'on pourra faire le diagnostic entre l'adénome et l'épithéliome intra-glandulaire dans un grand nombre de cas. Ce diagnostic d'ailleurs n'a pas en clinique une importance aussi grande qu'on pourrait le croire tout d'abord.

La tumeur qui nous occupe comporte un pronostic très bénin.

Toutefois cette bénignité n'est pas un fait absolu, immuable ; il peut arriver tout d'un coup que la tumeur prenne les caractères de la malignité.

Ce n'est pas le fait d'une transformation des éléments de la tumeur comme le pensait Broca, mais tout simplement un changement de vivre des cellules épithéliales.

Ce changement dans l'évolution des épithéliomes intra-glandulaires est plutôt rare, et il vient souvent de ce qu'on a dirigé contre la tumeur des traitements intempestifs. Ces tumeurs ne disparaissent pas soudainement, elles n'ont aucune tendance à rétrocéder, les médications internes et externes peuvent être nuisibles, elles ne sont jamais utiles.

Toute intervention incomplète offre un danger réel. Ainsi nous lisons dans la thèse de Feuardent (1), qu'un de ces épithéliomes pris pour un abcès fut ponctionné avec une

1. Thèse de Paris (obs. II), année 1889.

lancette par le médecin, le mal fit aussitôt de rapides progrès.

Nous ne voulons tirer aucune conclusion de ce fait, mais nous pensons quil suffit d'ouvrir en un point la membrane d'enveloppe pour répandre dans le tissu cellulaire des épithéliomes malades et pour donner à la tumeur une marche envahissante.

Nous pensons aussi que lorsqu'il y a récidive c'est que le chirurgien n'a pas enlevé entièrement la glande malade. La récidive d'ailleurs est rare, elle ne devrait pas exister. Mais en n'empêche que d'autres épithéliomes ne naissent dans d'autres glandes.

CHAPITRE VI

TRAITEMENT.

Le traitement de l'épithéliome intra-glandulaire est entièrement chirurgical.

Nous avons vu qu'il ne faut pas perdre son temps à instituer un traitement médical quelconque ; il faut opérer le plus vite possible. Quelque bénin que puisse être l'épithéliome intra-glandulaire en apparence et en réalité, il ne faut pas oublier qu'il renferme les éléments cellulaires les plus terribles, les mêmes que ceux de l'épithéliome et du carcinome.

Aussi ne doit-on pas essayer de petites interventions, mais se décider immédiatement à une ablation totale et très large de la tumeur. Il vaut beaucoup mieux d'ailleurs s'abstenir de tout traitement si le malade refuse une opération.

« L'intervention chirurgicale (dit M. le professeur Verneuil (1), à la fin de son remarquable travail sur l'adénome sudoripare) doit être hardie et radicale, il faut « détruire le mal complètement ou ne point y toucher. »

Nous ne parlerons pas de l'opération, elle est très simple et ne présente rien de particulier.

En résumé nous croyons pouvoir formuler ainsi les règles du traitement.

Opérer largement et le plus vite possible.

1. *De quelques maladies des glandes sudoripares.* (*Arch. gén. de méd.*, 5e série, tome IV, p. 705).

CONCLUSIONS

De cette étude sur l'épithéliome intra-glandulaire nous tirerons les conclusions suivantes :

1. — L'épithéliome lorsqu'il débute par les glandes est toujours primitivement intraglandulaire.

2. — Il peut rompre très vite la membrane d'enveloppe et se présenter avec ses caractères ordinaires.

3. — Parfois, mais bien plus rarement malheureusement, il reste inclus dans la membrane d'enveloppe.

4. — Ces différences dans l'évolution tiennent à la vitalité des cellules épithéliales, à la résistance de la membrane d'enveloppe et des tissus environnants.

5. — Lorsqu'il reste inclus dans la membrane d'enveloppe il a des caractères nets et bien tranchés qui permettent de l'étudier à part et de la considérer comme une variété d'épithéliome bénin.

6. — Il diffère de l'adénome par la nature de ses cellules qui sont métatypiques.

7. — Ses caractères cliniques sont souvent ceux de l'adénome.

8. — Son traitement est entièrement chirurgical. Opérer largement et le plus vite.

INDEX BIBLIOGRAPHIQUE

Bard. — Archives de physiologie normale et pathologique, 1885.

Broca. — Traité des tumeurs, 1869. Article Adénome du Dictionnaire encyclopédique des sciences médicales.

— Bulletins de la Société anatomique de Nantes. Années 1878, 1879, 1886, 1887, 1889.

Chandelux. — Archives de physiologie, 1882.

Chenantais. — Thèse de Paris, 1881.

Cornil et Ranvier. — Histologie pathologique.

Cruveilhier. — Anatomie descriptive.

Darier. — Archives de physiologie expérimentale, 1889.

Delfaux. — Thèse de Paris, 1871.

Feuardent. — Thèse de Paris, 1889.

Gambier. — Thèse de Paris, 1878.

Lancereaux. — Anatomie pathologique, 1889.

Lebert. — Traité des affections cancéreuses, 1851.

Malherbe. — Archives de physiologie, 1879.

Malassez. — Archives de physiologie norm. et path., 1876.

Mathieu. — Archives générales de médecine, 1881.

Rigaud. — Thèse de Paris, 1878.

Rindfleisch. — Traité d'histologie pathologique de la peau (Traduction F. Gross).

Robin. — Mémoire de la Société de biologie.

Sappey. — Traité d'anatomie descriptive.

Verneuil. — Archives générales de médecine, 1854.

TABLE

Imprimerie de l'Ouest, A. NÉZAN, Mayenne.

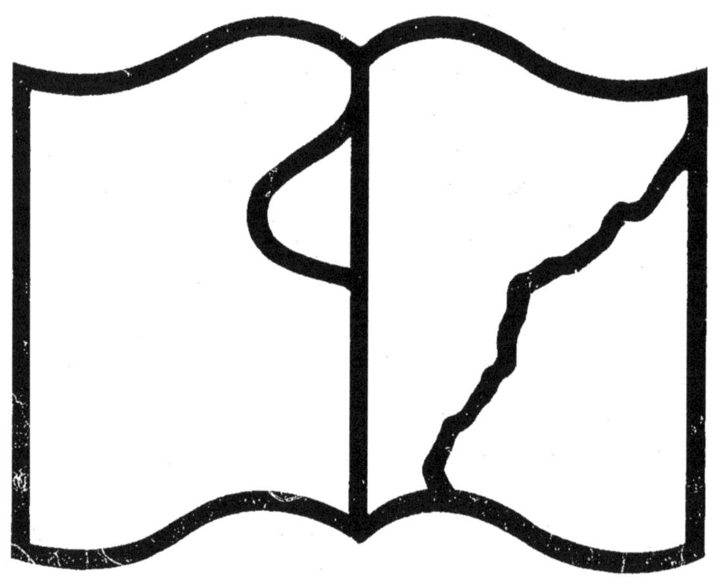

Texte détérioré — reliure défectueuse

NF Z 43-120-11

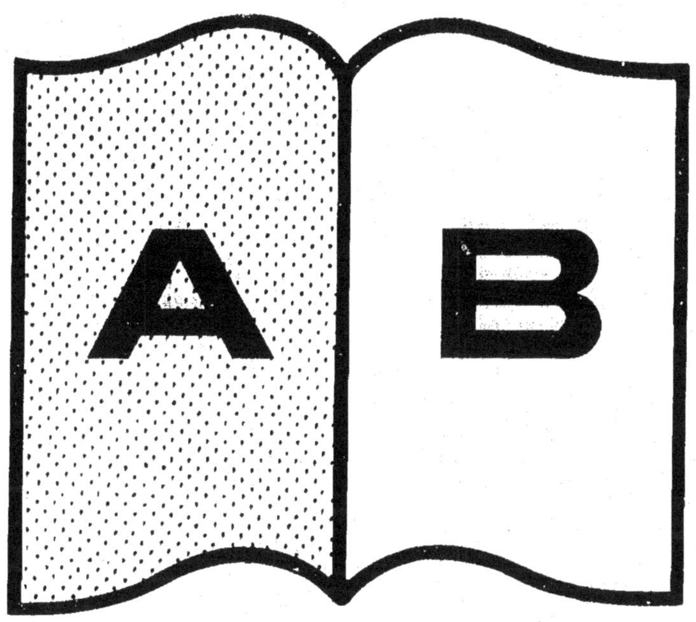

Contraste insuffisant

www.ingramcontent.com/pod-product-compliance
Ingram Content Group UK Ltd.
Pitfield, Milton Keynes, MK11 3LW, UK
UKHW020215200726
13856UKWH00004B/1400